Arnaldo Almendros Mello

Qualidade de vida e auto estima após mamoplastia redutora

AF144337

Arnaldo Almendros Mello

Qualidade de vida e auto estima após mamoplastia redutora

Repercussão na qualidade de vida e auto-estima de mulheres com hipertrofia mamaria submetidas a mamoplastia redutora

Novas Edições Acadêmicas

Impressum / Impressão
Bibliografische Information der Deutschen Nationalbibliothek: Die Deutsche Nationalbibliothek verzeichnet diese Publikation in der Deutschen Nationalbibliografie; detaillierte bibliografische Daten sind im Internet über http://dnb.d-nb.de abrufbar.

Informação biográfica publicada por Deutsche Nationalbibliothek: Nationalbibliothek numera essa publicação em Deutsche Nationalbibliografie; dados biográficos detalhados estão disponíveis na Internet: http://dnb.d-nb.de.

Coverbild / Imagem da capa: www.ingimage.com

Verlag / Editora:
Novas Edições Acadêmicas
ist ein Imprint der / é uma marca de
OmniScriptum GmbH & Co. KG
Bahnhofstraße 28, 66111 Saarbrücken, Deutschland / Niemcy
Email / Correio eletrônico: info@nea-edicoes.com

Herstellung: siehe letzte Seite /
Publicado: veja a última página
ISBN: 978-613-0-16889-6

QUALIDADE DE VIDA E AUTO-ESTIMA EM

MAMOPLASTIA REDUTORA

ABSTRACT

Macromastia is a condition characterized by an excessive size of the breasts, resulting both physical symptoms such as shoulder pain, neck pain and back pain, and physique symptoms such as the reduction of self- esteem, as a consequence the social isolation. The objective of this study was to evaluate the quality of life and self-esteem of patients undergoing to reduction mammaplasty, and to correlate quality of life and self-esteem during the pre and postoperative period .Thirty patients with macromastia participated the study from September 2003 to July 2004. They were consecutively selected, and all of them had the wish to undergo to reduction mammaplasty. The age ranged from 18 to 54 years with a mean of 32.65 years. The macromastia diagnosis was performed through the obtained measures of the breast associated to some symptoms related to excessive size of the breasts. Two questionnaires were used: the SF-36 which evaluates the quality of life and the Rosenberg's scale of self-esteem in the preoperative period and after 30 and 120 days of the surgery. The surgeries were carried out by the same surgeon who also applied the questionnaires. The used technique was the same for all patients, mammaplasty with superior dermal-fat flap for better vascular supply of the nipple-areola complex, resection the central part of the gland (keel's ship) and inverted T-shaped scar.

There was a significant improvement in all domains evaluated by the SF-36 questionnaire, also in relation to the self-esteem when the scores of the pre and postoperative periods were compared. We concluded that the reduction mammaplasty presents a positive result in these patients' lives, providing an improvement in their quality of life and self-esteem.

It requires clinical or surgical treatment, the latter being the choice. Although its efficacy in relieving the pain symptoms, some sectors of the health system define it only with aesthetic purposes.

Keyword: Macromastia, breast reduction, self- esteem, quality of life

Resumo

A macromastia é uma condição caracterizada pelo volume exagerado das mamas, podendo ser acompanhada de sintomas físicos, tais como dores nos ombros, pescoço e dorso e sintomas psicológicos, como diminuição da auto-estima chegando até ao isolamento social. O objetivo deste estudo foi avaliar a qualidade de vida e auto-estima de pacientes submetidas à mamoplastia redutora e comparar qualidade de vida e auto-estima no pré e pós-operatório. Participaram do estudo 30 pacientes com macromastia no período de setembro de 2003 a julho de 2004, selecionadas consecutivamente, que desejavam se submeter à mamoplastia redutora. A idade variou de 18 a 54 anos com média de 32,65 anos e desvio padrão de 9,87 anos. O diagnóstico de macromastia foi feito por meio de medidas obtidas na mama e sintomas relacionados ao excesso de volume mamário. Foram aplicados dois questionários, o "The Medical Outcomes Study 36-item Short Form Health Survey (SF-36), que avalia qualidade de vida e a "Escala de auto-estima de Rosenberg" no pré-operatório e 30 e 120 dias após a cirurgia. As cirurgias foram realizadas pelo mesmo cirurgião que também aplicou os questionários. Para análise dos dados foram utilizados o teste não paramétrico do sinal e o teste exato de Fischer. Houve melhora significativa ($p \leq 0,05$) em todos os domínios avaliados pelo questionário SF-36 e também na auto-estima quando comparados os escores do pré-operatório e pós-operatório. Concluímos que a auto-estima parece ser elemento decisivo na busca pela cirurgia e que a mamoplastia redutora parece ter um impacto positivo na vida das pacientes, que apresentaram melhora na qualidade de vida e da auto-estima após a cirurgia.

4

Palavras-chave: Macromastia, mamoplastia redutora, auto-estima, qualidade de vida.

Introdução

As mamas são reconhecidas em diferentes culturas como símbolo de feminilidade, sensualidade e maternidade, assumindo importância na integridade física e psíquica feminina [1]. Alterações no seu tamanho são consideradas anomalia mamária, com forte efeito na esfera física e emocional da mulher. O tamanho das mamas pode variar com a idade, raça, estado nutricional, número de gestações, alterações hormonais e sensibilidade da glândula ao estrógeno, e variáveis que dificultam a definição de um padrão normal do seu tamanho [2].

Dentre as anomalias relacionadas ao tamanho, a macromastia é um termo freqüentemente usado para descrever um aumento exagerado das mamas, decorrente de uma hipertrofia ou hiperplasia dos tecidos mamários, que pode acometer mulheres de qualquer faixa etária. As portadoras desta condição relatam sintomas dolorosos principalmente no pescoço, ombros e tronco, dificuldade respiratória, lesões cutâneas (intertrigo), alteração da sensibilidade areolar e limitações em algumas atividades físicas [3]. Observam-se ainda sintomas de psicológicos relacionados com a diminuição da auto-estima, levando a dificuldade de relacionamento e isolamento social [4, 5, 6].

Vários métodos podem ser utilizados para caracterizar a macromastia, como o tamanho do sutiã, [7] a relação de medidas obtidas entre o tórax e as próprias mamas [8] e a quantidade de tecido mamário removido na cirurgia [4]. Gonzáles [9], entretanto, redefine a macromastia como sendo uma síndrome dolorosa da parte superior do corpo, colocando o foco na paciente, diminuindo a importância de índices como volume ou peso retirado na cirurgia, ratificando então a necessidade de sintomas relacionados para o diagnóstico.

O tratamento da macromastia pode ser conservador, obtido a partir da perda de peso e fisioterapia, ou cirúrgico, por meio de uma mamoplastia redutora.   Segundo Collins[7], o tratamento conservador não se mostra como alternativa eficaz no alívio dos sintomas, podendo promover melhora temporária em algumas pacientes. Já a redução cirúrgica apresenta-se como a alternativa eficaz, atenuando ou eliminando a sintomatologia em 97% das pacientes após o procedimento [10], com impacto significativo na qualidade de vida [3,4,11].

Varias técnicas foram desenvolvidas ao longo dos anos na tentativa de se encontrar uma técnica cirúrgica ideal, ou seja, que proporcione além da redução, um aspecto agradável das mamas, com cicatrizes reduzidas e discretas, manutenção da função e da sensibilidade [12]. Precursora das mamoplastia atuais, Lexer[13] em 1912, idealizou a técnica de ressecção em fuso do pólo inferior da mama, além da transposição do complexo areolo-mamilar. Schwarzmann[14] em 1930 descreveu a desepitelizaçao periareolar a fim de preservar a vascularização e sensibilidade do complexo areolo-mamilar.   Em 1957 Ariê[15] publica técnica onde corrige hipertrofia e ptose mamária evitando grandes descolamentos entre pele e glândula, com desepitelização periareolar e ressecção infra-areolar em forma de cunha. Pitanguy[16,17] em 1961 apresenta técnica com excisão dermogordurosa e glandular infra-areolar após desepitelizaçao periareolar, sem descolamento pele-glândula, realizando marcação cutânea prévia com pontos fixos individualmente para cada mama, facilitando assim a obtenção de simetria entre ambas.

7

Muitos outros trabalhos de técnicas cirúrgicas foram e continuam sendo publicados, objetivando na maioria das vezes redução de cicatrizes e melhora na forma final das mamas [18, 19, 20, 21].

A atenção da cirurgia plástica esta voltada para um resultado estético final aceitável e um pós-operatório livre de complicações. Entretanto, para as pacientes, a cirurgia para redução de mamas contém um significado mais amplo que envolve vários aspectos da sua vida [22]. A mensuração da qualidade de vida assume relevante importância na cirurgia plástica, se considerarmos o forte apelo social, psicológico e emocional além do físico, em especial para cirurgias de redução mamária [23].

Em algumas intervenções médicas a coleta de informações a respeito do resultado é fundamental para identificar os benefícios e malefícios (se houver) obtidos pela paciente. Quando os benefícios apresentarem impacto na qualidade de vida das pessoas, esta intervenção passa a apresentar importância no sistema de saúde coletiva público e privado [10, 24].

O termo qualidade de vida surgiu após a II guerra Mundial e foi utilizado para descrever o efeito gerado pela aquisição de bens materiais na vida das pessoas. Atualmente este termo sofreu uma expansão e está presente nas áreas de saúde, educação e economia.

O conceito de saúde estabelecido pela Organização Mundial de Saúde (OMS) [25], que enfoca não somente a ausência de doença, mas sim o completo bem-estar físico, psíquico e social, tem forte correlação com o conceito de qualidade de vida, diferindo apenas pelo fato de que a primeira é avaliada pelo

8

profissional de saúde, ao passo que a avaliação de qualidade de vida se dá pelo individuo, conforme sua percepção de seu próprio estado de saúde[26].

Embora não exista um conceito único e claro de qualidade de vida, a OMS a define como a "percepção do indivíduo acerca de sua posição na vida, no contexto cultural e sistema de valores do local onde vive e em relação aos seus objetivos, expectativas, padrões e preocupações" [27]. É avaliada pelo próprio individuo de acordo com o seu bem estar e estado de saúde em relação aos grandes domínios ou dimensões (social, física, psicológica, econômica e espiritual), refletindo sua percepção acerca de variáveis que afetam sua vida naquele momento [28].

Reconhecido como uma importante medida do resultado do tratamento, o conceito de qualidade de vida tem influenciado a escolha terapêutica e o tipo de tratamento empregado [26].

Os instrumentos para avaliar qualidade de vida são divididos em duas categorias: genéricos e específicos.

Os instrumentos genéricos aplicam-se a grande variedade de populações, uma vez que abrangem os aspectos relativos à função, disfunção e desconfortos emocional e físico, sendo estes relevantes à qualidade de vida. As aplicações repetidas desses instrumentos no decorrer de um período podem definir a melhora ou piora do paciente em diferentes aspectos, tanto físicos, quanto emocionais, tornando-se úteis para avaliação dos resultados obtidos por meio de determinada intervenção [29].

Os instrumentos específicos são capazes de avaliar, de forma individual e especifica determinados aspectos da qualidade de vida, proporcionando maior

9

capacidade de detecção de melhora ou piora do aspecto em estudo. Sua principal característica é o seu potencial de ser sensível às alterações após uma intervenção. Podem ser específicos para determinada função, para determinada população ou para determinada alteração[30].

O The Medical Outcomes Study 36 item Short Form Health Survey (SF36) foi criado com a finalidade se ser um questionário genérico de avaliação de saúde, de fácil administração e compreensão, porém sem ser tão extenso quanto os seus predecessores [31].

O SF-36 é um questionário genérico, multidimensional, formado por 11 questões divididas em 36 itens que abrangem a qualidade de vida em oito dimensões: capacidade funcional, aspectos físicos, dor, estado geral de saúde, vitalidade, aspectos sociais, aspectos emocionais, saúde mental e uma questão de avaliação comparativa entre as condições de saúde atual e as de um ano atrás. É um questionário de características psicométricas que avalia tanto os aspectos negativos, quanto os positivos da saúde e do bem-estar. A pontuação do questionário varia de 0 a 100, sendo 0 o pior estado de saúde e 100 o melhor estado [32, 33, 34].

As escalas do questionário podem ser divididas em duas: agrupando-se os domínios capacidade funcional, aspecto físico, dor, estado geral de saúde, se tem o componente físico, e com os domínios vitalidade, aspectos sociais, aspecto emocional e saúde mental, o componente mental. Escalas apresentando altos escores nos componentes físicos respondem melhor a tratamentos que alteram a morbidade física, enquanto escalas mais pontuadas no componente mental respondem melhor a tratamentos com drogas e terapias com enfoques na saúde mental [35].

Em procedimentos cirúrgicos em que haverá mudanças nas formas corporais é imprescindível que o médico tenha noção das expectativas e possíveis fantasias que o paciente tenha dos resultados. Deve-se estar muito atento a real queixa do paciente, que muitas vezes procura o tratamento a fim de resolver problemas de ordem emocional ou de relacionamento. Esperanças de que a cirurgia provoque um efeito nos outros são poucos razoáveis e refletem ilusões em relação ao tratamento [36]. Estes pacientes devem ser triados e orientados a procurar tratamento especializado antes do procedimento cirúrgico, pois poderão apresentar transtornos no pós-operatório, pelo fato de nunca estarem satisfeitos.

De maneira geral, o principal motivo consciente ou inconsciente que leva o indivíduo a realizar uma cirurgia plástica é a necessidade de melhorar a auto-estima, o afeto e a aprovação de outras pessoas [37]. Nesta linha, podemos dizer que o objetivo da cirurgia plástica é tentar corrigir a inabilidade do indivíduo em aceitar a si mesmo, levando às vezes a se chamar o cirurgião plástico de "psicocirurgião" [38].

A auto-estima pode ser definida como o sentimento, o apreço e a consideração que uma pessoa sente por si própria, ou seja, o quanto ela gosta de si, como ela se vê e o que pensa sobre ela mesma. A auto-imagem é o centro da vida subjetiva do individuo, determinando seus pensamentos, sentimentos e comportamento [28].

A análise e a quantificação do auto-retrato que a pessoa faz de si é uma medida objetiva baseada em suas experiências sociais. Alguns padrões de comportamento e aparência são determinados pela sociedade, pela mídia e pela própria pessoa. A consciência sobre a própria aparência pode afetar fortemente a autoconfiança e a auto-estima [39].

Como na estrutura do SF-36, não há conceitos relacionados à função sexual, imagem corporal e auto-estima, domínios estes que se alteram nas pacientes submetidas à mamoplastia redutora, a Escala de Rosenberg, utilizada neste estudo, aborda especificamente a auto-estima, é adaptada ao contexto cultural brasileiro e tem propriedades de medida testadas [40,41].

A utilização de questionários para avaliação de auto-estima é de grande importância nestas situações, pois fornecem informações ao observador da auto-imagem do paciente, servindo como guia da real motivação para procura do procedimento cirúrgico.

Visando a avaliação destes aspectos, qualidade de vida e auto-estima, estabeleceu-se os objetivos deste estudo.

Objetivos

▪ Avaliar qualidade de vida e auto-estima em pacientes submetidas à mamoplastia redutora

▪ Comparar qualidade de vida e auto-estima no pré e pós-operatório.

Materiais e Método

Foram selecionadas consecutivamente 30 pacientes com macromastia, que procuraram o ambulatório de cirurgia plástica de um hospital filantrópico. As pacientes foram submetidas à avaliação clinica e exames complementares pré-operatórios constando de hemograma, coagulograma, glicemia e eletrocardiograma.

Após o agendamento cirúrgico ter sido feito, as pacientes eram orientadas em relação ao pré-operatório, ato cirúrgico e pós-operatório. Nesta ocasião eram convidadas a participar em caráter voluntário de um estudo prospectivo de avaliação da qualidade de vida e auto-estima em pacientes submetidas a mamoplastia redutora.

Para seleção das pacientes foram considerados os seguintes critérios:

Critérios de inclusão:

- Portadoras de macromastia de acordo com a classificação de Sacchini[8] que consiste na utilização da média das distâncias do sulco infra-mamário e mamilo, e borda lateral do esterno e mamilo maior que 11cm;
- Presença de sintomatologia relacionada à macromastia (cervicalgia, dorsalgia, intertrigo, etc.);
- Ausência de doenças crônicas e degenerativas;
- Ausência de cirurgia previa nas mamas;

- Idade entre 18 a 55 anos (Ciconelli[32] mostra que há aumento no número de respostas incompletas e duplicadas no questionário SF-36 em pacientes com menos de 17 anos.)

Critérios de exclusão:

- Problemas ou deformidades físicas graves
- Pacientes com doenças crônicas ou degenerativas
- Amamentação há menos de um ano
- Obesidade com IMC >30[42]
- Assimetria mamária significativa, com diferença maior que dois centímetros entre as medias obtidas[8]
- História de internação psiquiátrica prévia

Após aprovação pelo Comitê de Ética em Pesquisa, as pacientes com macromastia atendidas no ambulatório de cirurgia plástica de um hospital filantrópico eram convidadas a participar do estudo. As pacientes que não tinham as características adequadas ao estudo eram dispensadas, embora o procedimento cirúrgico agendado previamente fosse realizado conforme o previsto. Aquelas que se enquadravam aos critérios do estudo eram avaliadas clinicamente pelo mesmo observador que solicitava exames pré-operatórios, aplicava o protocolo pré-operatório (Anexo 1), realizava a documentação fotográfica e entregava o Termo de Consentimento Livre e Esclarecido (Anexo 2) que após assinado pela paciente era devolvido ao observador. Os questionários de Qualidade de Vida (SF-36) (Anexo 3) e Auto-estima de Rosenberg (Anexo 4) eram entregues nesta mesma avaliação após explicação detalhada e levados

14

para preenchimento em casa, sendo orientadas a deixar em branco qualquer questão que tivesse dúvida. Uma semana após, estas pacientes retornavam para avaliação dos exames pré-operatórios, entrega dos questionários e esclarecimentos gerais.

A qualidade de vida foi avaliada por meio do questionário "The Medical Outcomes Study 36-item Short Form Health Survey" (SF-36), que é um instrumento de avaliação de saúde composto por 36 itens que avaliam a qualidade de vida em oito dimensões ou domínios: Capacidade funcional, Aspectos físicos, Dor, Estado geral de saúde, Vitalidade, Aspectos sociais, Aspectos emocionais e Saúde mental.

Para avaliar a auto-estima foi aplicado a "Escala de Auto-Estima Rosenberg", por estar disponível na literatura nacional após tradução para língua portuguesa, adaptada ao contexto cultural brasileiro e ter sido testadas suas propriedades de medida [40,41]. É um instrumento de avaliação composto por 10 questões com 4 alternativas cada, que aborda um domínio especifico, a auto-estima. É amplamente aceita na comunidade científica internacional, tendo sido traduzida e validada para o contexto cultural brasileiro [40]. Sua aplicação é simples, rápida e de fácil compreensão [23]. Foi desenvolvida nos EUA em 1965 não sendo a princípio para pacientes submetidos à cirurgia plástica. Sua pontuação varia de 0 a 10, sendo 0 o melhor estado de auto-estima e 10 o pior.

Técnica cirúrgica

Todas as pacientes eram admitidas no hospital duas horas antes do início da cirurgia em jejum absoluto de oito horas. Era realizada então a marcação prévia nas mamas com caneta demográfica, utilizando a técnica de marcação em "L" [43]. As cirurgias foram realizadas em ambiente cirúrgico, sendo feito antibioticoterapia profilática uma hora antes do início do procedimento com celfalosporina de primeira geração (cefalotina 01 grama endovenosa). A técnica cirúrgica utilizada para ressecção do tecido mamário seguiu a marcação prévia com preservação do complexo aréolo mamilar através de pedículo superior dermogorduro[14]. Foi utilizada esta técnica cirúrgica pelo fato do cirurgião estar mais familiarizado com a mesma e ser possível aplicá-la em todos os casos avaliados. Todas as peças cirúrgicas ressecadas eram pesadas e enviadas para exame histopatológico.

As cicatrizes resultantes eram em "T" invertido: periareolar, vertical até o sulco infra-mamário e horizontal acompanhando o sulco infra-mamário (figuras de 1 a 3).

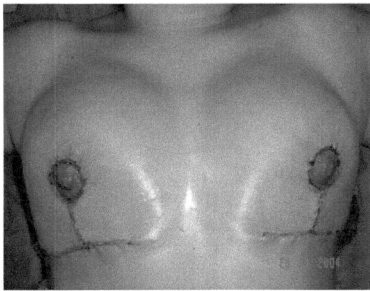 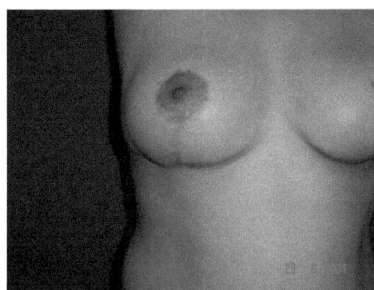

Fig. 1- P.O.imediato mostrando cicatriz   Fig.2- Visão frontal de P.O. de 120
em "T invertido"   dias com cicatriz pouco evidente

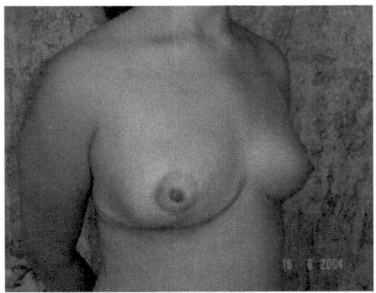

Fig. 3- Visão lateral de P.O. de 120 dias

Todas as pacientes permaneceram internadas por 24 horas, receberam alta assintomática, com antibioticoterapia por cinco dias após a cirurgia e analgésico comum na presença de dor.

Os retornos ambulatoriais se deram com sete, quinze, trinta, cento e vinte dias e seis meses após a cirurgia quando recebiam alta.

Avaliação pós-operatória era realizada no mesmo ambulatório seguindo-se os critérios apresentados na tabela 1.

TABELA 1: Avaliações no pós-operatório

1º mês	4º mês	6º mês
Avaliação da cirurgia no aspecto técnico	Avaliação de complicações tardias (Necrose gordurosa, assimetrias, cicatrizes patológica, dismorfismos e despigmentação do complexo areolo-mamilar)	Avaliação de complicações tardias
Avaliação do exame anátomo-patológico	Documentação fotográfica	Questionamento de desejo de correção cirúrgica de possíveis complicações
Observação de complicações precoces (infecção, deiscências, necroses, seromas e hematomas).	Aplicação dos questionários SF-36 e Auto-estima Rosenberg	Opinião das pacientes sobre a cirurgia
Retirada de pontos e curativos	-	Alta ambulatorial
Aplicação dos questionários SF-36 e Auto-estima Rosenberg	-	-

Métodos estatísticos

Para a análise dos dados demográficos e caracterização clínica da população envolvida no estudo foi utilizada estatística descritiva com medidas resumo: média (M), desvio padrão (DP) para as variáveis numéricas e proporção (%) para as variáveis categóricas.

As diferenças dos resultados dos questionários foram avaliadas usando como referência o momento pré-operatório, ou seja, comparando os resultados pós-operatório com este, mas não entre si. Devido a não normalidade das diferenças nos três períodos avaliados foi utilizado o teste não paramétrico do sinal para cada um dos aspectos do SF-36 e para a Escala de auto-estima de Rosenberg. Um valor igual ou inferior a 0,05 ($p \leq 0,05$) foi exigido para considerar estatisticamente significante as diferenças testadas. Estes valores foram assinalados com um asterisco (*), valores menores que 0,01 ($p \leq 0,01$) foram assinalados com dois asteriscos (**).

Análise de correlação linear foi feita para IMC e peso ressecado das mamas.

Para analisar a associação entre a qualidade de vida e auto-estima, foi utilizado o teste exato de Fischer nos momentos pós-operatórios comparados com o pré-operatório, utilizando o domínio dor do questionário SF-36 e os resultados do questionário de auto-estima de Rosenberg.

Resultados e Discussão

Caracterização da amostra

O estudo contou com a participação de 30 pacientes selecionadas consecutivamente, que aceitaram participar do estudo. O acompanhamento pós-operatório foi realizado por seis meses em 29 pacientes, uma não mais retornou após o quarto mês.

Dados demográficos

Os dados demográficos das 30 pacientes que participaram do estudo estão apresentados na tabela 2.

TABELA 2: Dados demográficos das 30 participantes do estudo

Idade	VARIAÇÃO	18 A 54 ANOS	
	MÉDIA (DP)	32,65 ANOS (9,87)	
		%	n
GRUPO ÉTNICO	BRANCO	86,6%	(26)
	NÃO BRANCA	13,3%	(04)
ESTADO CIVIL	CASADAS	56,7%	(17)
	SOLTEIRAS	30%	(09)
	SEPARADAS	13,3%	(04)
ESCOLARIDADE	FUNDAMENTAL	40%	(12)
	MÉDIO	40%	(12)
	SUPERIOR	20%	(06)
PROFISSÃO	EXTRA DOMICILIAR	66,6%	(20)
	DOMICILIAR	20%	(06)
	ESTUDANTE	6,7%	(02)
	DESEMPREGADA	6,7%	(02)

Os dados referentes à avaliação clínica estão apresentados nas tabelas 3,4 e 5.

TABELA 3: Índice de massa corpórea e medida de Sacchini das 30 pacientes participantes do estudo

ÍNDICE DE MASSA CORPOREA (IMC)-Kg/m^2	Variação	19,5 a 30
	Média (DP)	26 (2,9)
Eutróficas-IMC≤24,9	Variação	19,5 a 24,9
	Média (DP)	22,3 (1,64)
	N° pacientes	09 (30%)
Sobrepeso-IMC≥25	Variação	25,2 a 30
	Média(DP)	27,6 (1,5)
	N° pacientes	21(70%)
ÍNDICE MÉDIO DE SACCHINI-cm	Variação	12,5 a 20,5
	Média(DP)	15,7(2,0)

TABELA 4: Dados clínicos das 30 pacientes participantes do estudo

AMAMENTAÇÃO	Sim	23 (76,7%)
	Não	07 (23,3%)
TABAGISMO	Sim	03 (10%)
	Não	27 (90%)

TABELA 5: Sintomatologia das pacientes com macromastia

Sintomatologia	Freqüência %
Dores nas costas	83
Dores nos ombros	63
Dores no pescoço	53
Dores nas mamas	17
Marcas do sutiã nos ombros	13
Assaduras (intertrigo)	10
Dispnéia	10

A mamoplastia redutora com cicatriz em "T" invertido e retalho dermogorduroso superior para preservação do complexo areolo-mamilar foi realizada em todas as pacientes sem variação da técnica executada.

O valor médio do peso do tecido mamário ressecado bilateralmente foi 1271,6 g com variação de 520 g a 2400g.

Em relação aos exames histopatológico das peças enviadas, constatou-se que todas apresentavam hiperplasia fibro-adiposa sem outras alterações patológicas associadas.

Nenhuma paciente teve qualquer complicação precoce que necessitasse intervenção cirúrgica de emergência, como hematoma, sangramentos, necroses ou deiscências. As complicações apresentadas estão demonstradas na tabela 6.

TABELA 6: Complicações apresentadas pelas pacientes

Complicações precoces	n	Freqüência%
Deiscência de sutura (< 3 cm)	3	10
Necrose parcial do CAM	1	3,3
Complicações tardias	**n**	**Freqüência %**
Mamas disformes	1	3,3
Assimetrias	1	3,3
Retração de cicatriz horizontal	1	3,3
Total	**7**	**23,3**

A paciente que apresentou mamas com formas inadequadas (disforme) também evoluiu com recidiva da ptose e foi reoperada após seis meses da cirurgia, evoluindo de forma favorável.

Os questionários foram todos preenchidos sem que nenhuma questão ficasse em branco. Uma paciente teve dúvida para o preenchimento e foi orientada pelo investigador no retorno pré-operatório.

As comparações entre as diferenças obtidas nos três momentos de aplicação do questionário SF-36 e Escala de auto-estima Rosenberg estão apresentadas nas tabelas 7 e 8.

TABELA 7: Resultados pré e 1° e 4 ° mês pós-operatório do questionário SF-36

	Abaixo	igual	Acima	n	p
	Número de pacientes com pontuação em relação ao pré-operatório:				
Capacidade funcional					
Pré→ 1°mês P.O.	9	2	19	30	0,0436*
Pré→4° mês P.O.	5	4	21	30	0,012*
Aspectos Físicos					
Pré→1°mês P.O.	10	10	10	30	0,5881
Pré→4°mês P.O.	3	13	14	30	0,0064**
Dar					
Pré→1°mês P.O.	8	4	18	30	0,0378*
Pré→4°mês P.O.	4	1	25	30	0,0001**
Estada geral de saúde					
Pré→1°mês P.O.	5	5	20	30	0,0020**
Pré→4°mêsP.O.	6	5	19	30	0,0073**
Vitalidade					
Pré→1°mês P.O.	7	1	22	30	0,0041**
Pré→4°mês P.O.	3	1	26	30	0,0000**
Aspectas saciais					
Pré→1°mês P.O.	8	4	18	30	0,0378*
Pré→4°mês P.O.	5	6	19	30	0,0033**
Aspectas emacianais					
Pré→1°mês P.O.	8	12	10	30	0,4073
Pré→4°mês P.O	4	12	14	30	0,0154*
Saúde mental					
Pré→1°mês P.O.	6	6	18	30	0,0113*
Pré→4°mês P.O.	3	3	24	30	0,0000**

TABELA 8: Resultados pré e 1° e 4° mês pós-operatório do questionário de auto-estima Rosenberg

	Número de pacientes com pontuação em relação ao pré-operatório:				
	Abaixo	Igual	Acima	n	p
Pré→1° mês P.O.	21	5	4	30	0,0005**
Pré→4°mês P.O.	22	2	6	30	0,0019**

As comparações entre o domínio dor do SF- 36 e a auto-estima no pré e pós-operatório estão apresentadas nas tabelas 9 e 10.

Tabela 9: Associação auto-estima e Dor no pós-operatório de trinta dias

	Melhora da dor	piora da dor
Melhora da auto-estima	15	6
Piora da auto-estima	3	6

*p= 0,1019

Tabela 10: Associação auto-estima e Dor no pós-operatório de cento e vinte dias

	Melhora da dor	piora da dor
Melhora da auto-estima	19	3
Piora da auto-estima	6	2

*p=0,5894

A mamoplastia redutora, diferente de outros procedimentos em cirurgia plástica, ora realizados por pura razão estética, ora para alívio de sintomas, com freqüência apresenta variados graus de ambas as razões [44].

Investigações com questionários validados da qualidade de vida e auto-estima no pré e pós-operatório de pacientes submetidas à mamoplastia redutora, auxiliam a obter dados estatísticos que mostrem as reais motivações para realização deste procedimento [45]. Atualmente na literatura nacional, apenas um estudo onde se avaliou o impacto na qualidade de vida de pacientes submetidas à mamoplastia redutora foi identificado [46]. Na literatura mundial são escassos trabalhos com este objetivo [47, 28].

A mensuração da qualidade de vida por meio de instrumentos validados para avaliação de resultados em cirurgia plástica, vem sendo largamente utilizada nos últimos anos [39]. A avaliação do impacto de um tratamento na vida do indivíduo, feita por ele mesmo, está sendo reconhecida como fundamental para determinar o sucesso de determinados procedimentos [48, 49].

Após revisão sistemática da literatura Jones [45] mostra que dentre os instrumentos de avaliação mais utilizados para mensuração da qualidade de vida está o "Short Form Health Survey (SF-36)". Vários estudos reconhecem este questionário como sendo sensível para avaliação do impacto da cirurgia na qualidade de vida, nas populações submetidas à redução mamaria [6, 11, 23, 48].

Nesta série procurou-se selecionar as pacientes de forma que a mamoplastia redutora pudesse provocar algum benefício em sua vida, e comprovadamente este fosse pela cirurgia. Optou-se por aplicar os

28

instrumentos de avaliação no pré-operatório, com trinta dias de pós-operatório e por ser a recuperação um processo dinâmico, repetiu-se a aplicação no quarto mês.

Houve predomínio de mulheres casadas (56%), de cor branca (86%), com nível de instrução médio e fundamental e a maioria com atividade profissional extra-domiciliar (66%). Vinte e três (76,7%) tinham filhos e já haviam amamentado. Estes dados demográficos são compatíveis com as características encontradas na população geral e observadas em outros estudos semelhantes [46, 48, 50].

A média de idade encontrada foi semelhante a de outros estudos (M=32,65)[11, 51, 45]. Entretanto, enquanto 40% tinham menos que 25 anos, apenas 26,6% das pacientes tinham mais de 40 anos, contrariando o comportamento bimodal (em torno dos vinte anos e após os 40 anos) apresentado em outras amostras [3, 4, 6, 47]. Houve poucas pacientes com idade superior a 40 anos por se excluir aquelas com doenças crônicas degenerativas, que são mais comuns nesta faixa etária.

Pacientes obesas foram excluídas devido ao maior risco operatório e probabilidade de complicações após a cirurgia [6, 52]. A média do índice de massa corpórea foi 26 Kg/m^2 (DP=2,9), sendo que 70% da nossa amostra apresentavam-se com sobrepeso (IMC≥ 25 Kg/m^2).

A associação entre excesso de peso e macromastia também é observada por outros autores [3, 4, 47, 50]. Semelhante ao estudo de Chao [47] (2002), uma correlação fortemente positiva (p= 0.007) entre o índice de massa corporal e o peso ressecado das mamas foi observado (Figura 4).

Figura 4: Correlação entre o IMC e volume retirado de tecido mamário das pacientes.

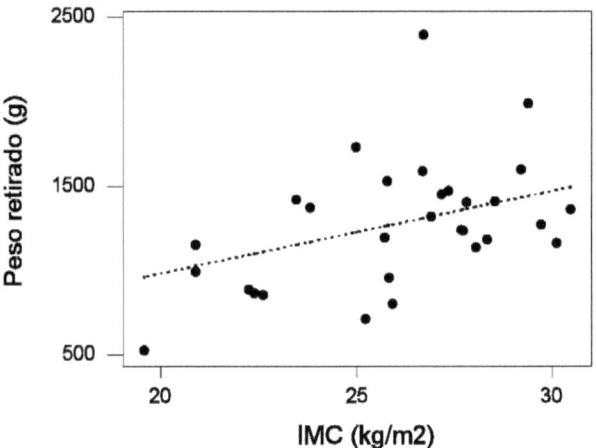

A média da quantidade de tecido ressecado bilateralmente (1271,6 gramas) foi maior que em outros estudos semelhantes [6, 47]. Chadbourne et al[51] em estudo de revisão e meta-análise encontraram uma média de tecido ressecado de 1429,4 gramas, entretanto o índice de massa corpórea médio das pacientes eram superiores ao deste estudo, o que aumenta a média de peso retirado das mamas conforme mostrado anteriormente. A melhora na qualidade de vida e auto-estima das pacientes com macromastia ocorre independente do seu peso[4].

A classificação das mamas em relação ao tamanho é controversa, existindo inúmeras formas de fazê-la. Foi utilizado uma classificação objetiva descrita por Sachinni[8], com medidas obtidas das mamas, associado a critérios subjetivos, ou seja, sintomatologia provocada pelo volume mamário referida pela paciente. Esta metodologia de classificação foi escolhida devido à facilidade de obtenção, por ser objetiva e não excluir os sintomas, que são fundamentais no diagnóstico de macromastia [9].

A sintomatologia observada nesta amostra, onde há predomínio de dores nas costas (83%), seguida por dores nos ombros (63%) e pescoço (53%), é semelhante a encontrada por outros autores, reforçando que este é o sintoma mais freqüente em pacientes com macromastia[3, 4, 11, 45]. Mizgala[53] mostra em estudo anterior que estes sintomas quando severos no pré-operatório, desaparecem no pós-operatório em todos os casos. Todas as pacientes apresentavam mais de um sintoma relacionado. O peso corporal e a quantidade de tecido mamário removido não são fatores importantes na determinação do alívio dos sintomas, portanto não devem ser critérios de seleção de pacientes para mamoplastia redutora [10].

Não ocorreram complicações precoces que necessitassem intervenção cirúrgica de emergência. Deiscência de sutura até o 15º dia foi a complicação precoce mais freqüente que ocorreu em três casos (10%), semelhante ao obtido por Collins[7] e Brown[54]. Não houve nenhum caso de infecção. As complicações tardias totalizaram 10% da amostra, sendo que apenas uma paciente com alteração na forma das mamas foi necessário reoperação após seis meses da cirurgia. Estudos anteriores mostram que os índices de complicações em mamoplastia variam de 6,5 % a 45%, conforme os detalhes observados e classificados como complicações [53]. Duas pacientes ficaram insatisfeitas com o resultado, uma devido à hipocromia da aréola e a outra pela cicatriz periareolar alargada.

A técnica cirúrgica utilizada foi a mesma para todas as pacientes do estudo. Foi realizada mamoplastia com retalho dermogorduroso superior para nutrição do complexo aréolo-papilar, ressecção do parênquima em "quilha de navio invertida" e cicatriz resultante em "T" invertido[16]. Apesar de longos pedículos de vascularização do complexo areolo-papilar, com riscos de isquemia, não foi necessário amputação e enxerto do mesmo em nenhum caso, por impossibilitar amamentações futuras em uma população com potencial gestacional. Não há associação entre a técnica utilizada e o alívio dos sintomas ou satisfação promovidos pela mamoplastia redutora [10, 53]. As figuras 4 a 9 mostram apenas de forma ilustrativa alguns resultados cirúrgicos obtidos.

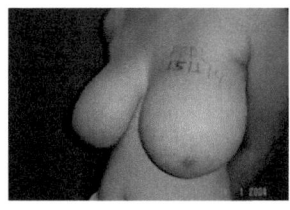 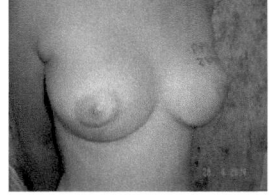

Fig.4-Pré-operatorio   Fig.5 Pós-operatório(3 meses)

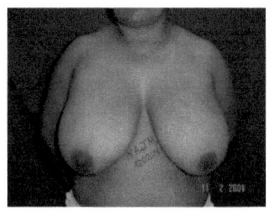 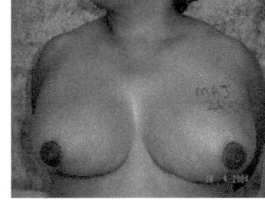

Fig 6-Pré-operatório   Fig.7-Pós-operatorio (2 meses)

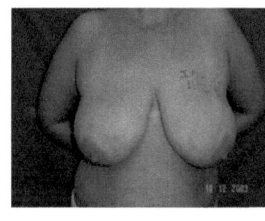 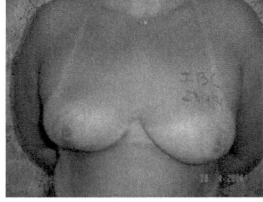

Fig.8- Pré-operatorio   Fig 9- Pós-operatório (4 meses)

Foi avaliado o impacto da mamoplastia redutora em três momentos: no pré-operatório, no primeiro mês e quarto mês pós-operatório; utilizando os mesmos instrumentos de medida e comparando seus resultados. Comparou-se o pré-operatório e o primeiro mês, e o pré e o quarto mês pós-operatório.

Estudos anteriores iniciam a aplicação dos instrumentos de avaliação de qualidade de vida a partir do terceiro mês pós-operatório, já que no período inicial o processo de recuperação poderia interferir de forma negativa na pontuação dos questionários [11, 46, 55]. Este estudo, entretanto, mostra que as pacientes submetidas à mamoplastia redutora nesta amostra, apresentam melhora imediatamente após a cirurgia em todos os aspectos de qualidade de vida e auto-estima mensuradas pelos questionários aplicados no primeiro mês. Neste período encontramos as pacientes em recuperação do ato operatório com todos os seus desconfortos e limitações exigidas, que poderiam interferir fortemente nas questões relacionadas à qualidade de vida. Entretanto, o sofrimento promovido pelo volume mamário excessivo é muito maior que aquele do pós-operatório. As pacientes com macromastia são traumatizadas física e emocionalmente [56].

O SF-36 é um questionário genérico, com características psicométricas para avaliação da qualidade de vida, dividido em oito domínios ou dimensões, neste estudo analisaremos cada uma separadamente:

Capacidade funcional: Avalia atividades como tomar banho, vestir-se, andar e subir escada. Houve melhora significativa ($p \leq 0,05$) tanto na avaliação de um mês como na do quarto mês em relação ao pré-operatório, sendo que foi mais acentuada no pós-operatório tardio, pois a recuperação nos primeiros trinta dias é fator limitante devido a dores, sensibilidade e medo de movimentos. Chão[47] mostra que há melhora significativa na força dos músculos rombóide e trapézio (ombro e dorso) com melhora importante da movimentação dos membros superiores.

Aspectas físicas: Avalia como a saúde física interfere no trabalho. No primeiro mês após a cirurgia não houve melhora significativa, o que ocorreu no quarto mês ($p \leq 0,01$). Este resultado é explicado pelo fato de que no primeiro mês as pacientes estão afastadas de suas atividades profissionais para recuperação do procedimento cirúrgico. Já no quarto mês, quando estão desempenhando suas atividades normais, houve melhora significativa em relação ao pré-operatório.

Dar: Avalia o quanto de dor o individuo teve no período estudado e o quanto este sintoma lhe provocou limitações na sua vida diária, principalmente no trabalho dentro e fora de casa. Houve melhora significativa neste domínio em ambos os períodos avaliados ($p \leq 0,05$). Observa-se uma correlação negativa entre a dor no pré-operatório e o IMC (índice de massa corporal), ou seja, com o aumento do peso ocorre uma diminuição nos escores de dor, que se traduz por aumento nos sintomas dolorosos. Todas as pacientes relataram desaparecimento total das dores referidas no pré-operatório a partir do primeiro mês de cirurgia, referindo apenas dores discretas nas mamas decorrentes do processo cicatricial.

Estada geral de saúde: Mostra como o individuo percebe seu estado geral de saúde individualmente e comparativamente com outras pessoas, além das perspectivas de saúde no futuro. Houve melhora significativa tanto imediata como tardia ($p \leq 0,05$). Entretanto, houve maior significância na melhora imediata, talvez porque as expectativas e percepção de saúde de forma geral são maiores no início do tratamento e não sofrem tanta influência de outros problemas de vida como ocorre no pós-tardio, onde a preocupação que havia com o problema começa a ser superada por outras demandas do cotidiano. Shakespeare [23] em estudo anterior observou que este domínio não apresentava diferença entre pacientes com macromastia e a população geral, e que apresentou melhora significativa em relação ao pré-operatório apenas na avaliação inicial.

Vitalidade: Este domínio demonstra a energia e disposição que o individuo tem para realizar suas tarefas diárias. Houve uma melhora fortemente significativa tanto no momento imediato a cirurgia como no pós-operatório tardio ($p \leq 0,05$). As pacientes referiam mais disposição para as atividades diárias e melhor desempenho profissional após a cirurgia.

Aspectas Saciais: Este domínio mostra o quanto tempo o individuo se privou de atividades sociais no âmbito familiar e geral devido ao seu estado físico ou emocional. Observamos que houve melhora significativa tanto no pós-operatório imediato como no pós-operatório tardio ($p \leq 0,05$), indicando que a cirurgia promove uma reintegração do individuo em seu meio social. Ressalta ainda a limitação das atividades sociais causadas pela macromastia.

Aspectas emacianais: Este domínio avalia o quanto os problemas emocionais, como depressão e ansiedade, interferem nas atividades regulares diárias no trabalho e em casa. Observamos que no pós-operatório imediato não há melhora significativa, pois neste período recente o trauma cirúrgico, as inseguranças em relação ao resultado da cirurgia podem justificar a persistência de quadros de ansiedade, ou serem responsáveis pelo aparecimento de depressão transitória. No entanto, no pós-operatório tardio, observamos uma melhora significativa ($p \leq 0{,}05$) no aspecto emocional onde o resultado já esta evidente e houve superação das dificuldades do pós-operatório imediato, que já não interfere de maneira limitante nas atividades diárias.

Saúde mental: Este domínio demonstra o quanto tempo o individuo tem se sentido ansioso, deprimido, triste ou feliz, ou seja, avalia de uma forma geral a percepção da ansiedade ou depressão, sem que estes sintomas interfiram em suas atividades diárias, mas têm interferido em sua saúde mental. Houve aumento significativo ($p \leq 0{,}005$) dos escores nos dois momentos avaliados no pós-operatório, demonstrando que estas pacientes têm consciência do quanto a ansiedade interfere em sua vida, e da redução destes sintomas após a cirurgia[47].

A aplicação de variados questionários para avaliação de qualidade de vida tem mostrado a carga que a macromastia representa no contexto geral de saúde [24]. Todos os estudos mostram que o impacto positivo da mamoplastia redutora na vida destas pacientes é altamente significativo em todos os aspectos avaliados, com benefícios a curto e a longo prazo [6, 11, 23].

O atendimento no sistema público de saúde de pacientes que desejam redução mamária é caracterizado por um forte apelo de sofrimento relacionado à sintomatologia física, omitindo-se ou desvalorizando-se, os aspectos relacionados com a auto-estima. Nossos resultados mostram que estas pacientes apresentam baixa auto-estima no pré-operatório, com aumento significativo no pós-operatório.

Mesmo as mamas se encontrando em franco processo de acomodação, edema, cicatrizes evidentes, resultando em um aspecto visual pouco agradável, houve melhora significativa na pontuação do questionário de Rosenberg na primeira avaliação pós-operatória. Na segunda avaliação pós-operatória a melhora da auto-estima em relação ao pré-operatório se manteve.

As portadoras de macromastia quando comparadas com a população geral ou com outros pacientes que desejam submeter-se a outro tipo de cirurgia plástica, demonstram um maior descontentamento com a auto-imagem e consequentemente baixa auto-estima [3, 4, 11]. Goin[44] destaca uma exagerada expectativa de melhora na aparência observada nestas pacientes, o que pode justificar a melhora precoce na auto-estima, mesmo na ausência de um resultado real na aparência das mamas. Klassen[55] mostra que as pacientes submetidas a mamoplastia redutora apresentam no pré-operatório escores muito menores na aplicação do questionário de auto-estima Rosenberg, em relação a outras cirurgias plásticas.

Em nosso estudo observamos que na consulta inicial o desejo para realização da cirurgia está sempre relacionado com a sintomatologia de ordem física, não sendo referido por nenhuma paciente, queixas relacionadas com a auto-imagem. A dor foi referida espontaneamente por todas as pacientes como sendo o motivo para a cirurgia, assim, utilizamos este domínio do questionário

SF-36, a fim de representar a melhora na qualidade de vida para fazermos a associação com a auto-estima.

Quando analisamos a associação entre a melhora da qualidade de vida e auto-estima nos dois momentos pós-operatórios, não encontramos significância estatística (p≤0,05) no pós-operatório imediato (p=0,1019) e no tardio (p=0,5894). Este resultado mostra que a auto-estima estima melhora independente da dor referida inicialmente ter melhorado ou não, corroborando que, apesar de não referido na consulta inicial, o principal motivo que leva a procura da cirurgia é a necessidade de melhora da auto-estima, de afeto e aprovação [57]. Estudos anteriores sugerem que as mamas no pós-operatório são incorporadas positivamente na imagem corporal total das pacientes submetidas à mamoplastia redutora, com conseqüente aumento da auto-estima [4].

A American Society of Plastic Surgeons define cirurgia reparadora como aquela realizada em estruturas anormais do corpo causadas por defeitos congênitos, anormalidades do desenvolvimento, trauma, infecção, tumores ou doenças. É geralmente realizada para melhorar a função ou aproximar da aparência normal. A cirurgia estética, por sua vez, é realizada para remodelar estruturas normais do corpo a fim de melhorar a aparência e auto-estima do paciente. Não há um aspecto físico evidente como doenças e trauma. Os problemas são geralmente de aspectos psicológicos, idade, gravidez ou sensação de alteração da forma corporal causando angústia, mas a aparência é normal.[58]

39

A cirurgia estética no seu aspecto conceitual apresenta limites imprecisos e diferentes conceituações para cada indivíduo. Apesar das controvérsias [59], se considerarmos que atuamos sobre uma estrutura do corpo com características anormais, com melhora na qualidade de vida após a cirurgia, poderíamos definir a mamoplastia redutora como uma cirurgia puramente reparadora. Entretanto como a definição de macromastia pode conter aspectos subjetivos, pois nem sempre uma mama grande é vista como deformidade, e, a importância da auto-imagem envolvida neste procedimento, faz com que os planos e seguros de saúde a encarem como uma cirurgia puramente estética.

Questionários validados são instrumentos importantes para avaliar resultados em cirurgia plástica. Em nosso estudo, a aplicação do SF-36 e da Escala de auto-estima Rosenberg, mostrou o quanto se pode melhorar a qualidade de vida e auto-estima de pacientes submetidas à mamoplastia redutora, corroborando estudos anteriores e sugerindo as reais motivações para este procedimento [11, 60].

Canclusões

Pacientes submetidas à mamoplastia redutora apresentam melhora nos índices que indicam qualidade de vida tanto no pós-operatório mediato (30 dias), como no pós-operatório tardio (120 dias). Em relação à auto-estima as pacientes também apresentaram melhora significativa nos escores quando comparamos o pré-operatório com trinta e cento e vinte dias após a cirurgia, indicando melhora neste aspecto. Não existe associação entre a auto-estima e a dor referida em nenhum momento do estudo.

REFERÊNCIAS

1-Birtchnell S, Whitfield P, Lacey JH. Motivational factors in women requesting augmentation and reduction mammaplasty. J Psychosom Res 1990;34(5):509-14

2-Strombeck JO. Macromastia in women and its surgical treatment: a clinical study based on 1.042 cases. Acta Chir Scand Suppl 1964;341:1-128.

3-Netscher DT, Meade RA, Goodman CM, Brehm BJ, Friedman FD, Thornby J. Physical and psychosocial symptoms among 88 volunteer subjects compared with patients seeking plastic surgery procedures to the breast. . Plast. Reconstr. Surg. 2000; 105(7):2366-73.

4-Glatt BS, Sarwer DB, O'Hara DE, Hamori C, Bucky LP, LaRossa D. A retrospective study of changes in physical symptoms and body image after reduction mammaplasty. Plast. Reconstr. Surg. 1999;103(1):76-82; discussion 83-5

5-Hollyman J A, Lacey JH,Whitfield PJ, Wilson SP. Surgery for the psyche: a longitudinal study of women undergoing reduction mammoplasty. Britsh Journal of Plastic Surgery 1986;39: 222-224.

6-Blomqvist L, Eriksson A, Brandberg Y. Reduction mammaplasty provides long-term improvement in health status and quality of life. Plast. Reconstr. Surg. 2000;106(5):991-7.

7-Collins ED, Kerrigan CL, Kim M, Lowery JC, Striplin DT, Cunningham B, et al. The effectiveness of surgical and nonsurgical interventions in relieving the symptoms of macromastia. Plast. Reconstr. Surg. 2002;109(5):1556-66.

8-Sacchini V, Luini A, Tana S, Lozza L, Galimberti V, Merson M, et al. Quantitative and qualitative cosmetic evaluation after conservative treatment for breast cancer. Eur. J. Câncer. 1991;27(11):1395-1400.

9-Gonzales F, Walton RL, Shafer B, Matory WE, Borah GL. Reduction mammaplasty improves symptoms of macromastia. Plast Reconstr Surg. 1993; 91(7):1270-6

10-Dabbah A, Lehman JA Jr, Parker MG, Tantri D, Wagner DS. Reduction mammaplasty: an outcome analysis. Ann.Plast. Surg. 1995;35(4):337-41.

11-Klassen A, Fitzpatrick R, Jenkinson C, Goodacre T. Should breast reduction surgery be rationed? A comparison of the health status of patients before and after treatment: Postal questionnaire survey. Br.Med.J. 1996;313:454-57

12-Serletti JM,Reading G, Caldwell E,Wray RC . Long –term patients satisfaction following reduction mammaplasty. Ann. Plast. Sur., 1992;28:363-5

13-Sinder R. História da mamoplastia redutora. In: Melega JM. Cirurgia plástica fundamentos e arte. Rio de Janeiro: MEDSI; 2003 p.435-69.

14-Schwarsmann E. Die technik der mammaplastik. Chirurg 1930;2:32-940

15- Ariê G. Nova técnica em mamoplastia. Ver Latino Am Cir Plast 1957;3:22-8.

16-Pitanguy I. Mamplastias: estudo de 245 casos consecutivos e apresentação de técnica pessoal. Rev Bras Cir 1961; 42:201-20

17-Pitanguy I. Surgical treatment of breast hypertrophy. Br J Plast Surg1967;20:78-85.

18- Korchin NC, Korchin L. Vertical versus wise pattern breast reduction: patient satisfaction, revision rates, and complications. Plastic Reconstructive Surgery 2003; 112(6):1573-78

19- Beer GM, Spicher I, Cierpka KA, Meyer VE. Benefits and pitfalls of vertical scar breast reduction. Br J Plast Surg 2004; 57:12-19

20- Hidalgo DA. Improving safety and aesthetic results in inverted T scar breast reduction. Plast Reconstr Surg 1999; 103(3):874-86

21-Frey M. A new technique of reduction mammaplasty: dermis suspension and elimination of medial scars. Br J Plast Surg 1999; 52:45-51

22-Rankin M, Borah GL, Perry AW, Wey PD. Quality of life outcomes after cosmetic surgery. Plast Reconstr Surg 1998; 102:2139-47.

23-Shakespeare V, Cole RP. Measuring patient-based outcomes in a plastic surgery service: breast reduction surgical patients. Br. J. Plast. Surg. 1997;50:242-248.

24-Kerrigan CL, Collins ED, Striplin D, Kim MH, Wilkins E, Cunningham B, et al. The health burden of breast hypertophy. Plast. Reconstr. Surg 2001;108(6):1591-99.

25-WORLD HEALTH ORGANIZATION. The first tem years of the World Health Organization. Geneva, 1958

26-Ravagnani LMB.Qualidade de vida e estratégias de enfrentamento em pacientes submetidos a transplante renal. (Dissertação de mestrado). São José do Rio Preto: Faculdade de Medicina de São José do Rio Preto; 2002

27- Organização Mundial de Saúde. Divisão de saúde mental, grupo WHOQOL 1994.2000; http//www.hcpa.utrgs.br/psiq/whoqol.html.

28-Abla LEF. Qualidade de vida e auto-estima em pacientes submetidas à mastoplastia de aumento. [Tese de doutorado]. São Paulo: Escola Paulista de Medicina; 2002.

29-Ebrahim S. Clinical and public health and applications of health related quality of life measurement. Soc Sci Med 1995; 41:1383-94

30-Guyatt, GH. A taxonomy of health status instruments. J Rheumatol 1995; 22:1188-90.

31-Ware JE, Sherbourne CD. The MOS 36-item short-form health survey. Med Care 1992; 30(6):473-83.

32-Ciconelli RM, Ferraz MB, Santos W, Meinão I, Quaresma MR. Tradução para a língua portuguesa e validação do questionário genérico de avaliação de qualidade de vida SF-36 (Brasil SF-36). Rev Bras Reumatol 1999; 39(3):143-50.

33-McHorney CA, Ware JE, Raczek AE. The MOS 36-item short form health survey (SF-36): II psychometric and clinical tests of validity in measuring physical and mental health constructs. Med Care 1993; 31(3):247-63.

34-McHorney CA, Ware JE, Lu JFR, Sherbourne CD. The MOS 36-item short-form health survey (SF-36): III tests of data quality, scaling assumptions and reliability across diverse patient groups. Med Care 1994; 32(1):40-66.

35-Ware JE. SF-36 health survey update.2002; http//www.sf-36.org/tools/sf36. shtml

36-Goin MK, Goin JM. Psychology effects of aesthetic facial surgery. Adv Psychosom Méd. 1986; 15:84-108

37-Ferreira, LM. Cirurgia plástica: uma abordagem antroposófica. Rev Brás Cir Plas 2004; 19(1):37-40

38-Ozgur F,Tuncali D, Gursu K G. Life Satisfaction, self-Esteem, and body Image: A Psychosocial Evaluation of Aesthetic and Reconstructive Surgery Candidates. Aesth. Plast. Surg. 1998;22:412-419.

39-Dini GM, Quaresma MR, Ferreira LM. Adaptação cultural e validação da versão brasileira da escala de auto-estima de Rosenberg. Rev Soc Bras Cir Plást 2004; 19(1): 47-52.

40- Dini G Validação e adaptação cultural da versão brasileira da Escala de Auto-Estima de Rosenberg. (Dissertação de Mestrado). São Paulo: Escola Paulista de Medicina;2000

41-Pullmann H, Allik J. The Rosemberg Self-Esteem Scale: Its dimensionality, stability, and personality correlates in Estonian. Personality-and-individual-differences. 2000;28(4):701-715.

42-Monteiro CA, Mondini L, Sousa ALM, Popkin BM. The nutrition transition in Brazil. Eur j Clin Nutr. 1995;49:105-13

43- Bozola AR. Breast reduction wigh short L scar. Plast Reconstr Surg 1990;85(5):728-38

44-Goin MK, Goin JM, Gianini MH. The psychic consequences of a reduction mammaplasty. Plastic and Reconstructive Surgery. 1977; 59(4):530-534.

45-Jones SA, Bain JR. Review of data describing outcomes that are used to assess changes in quality of life after reduction mammaplasty. Plast Reconstr Surg 2001;108(1):62-67

46-Freire MAMS. Impacto da mastoplastia redutora na qualidade de vida das pacientes com hipertrofia mamária. [tese de mestrado]. São Paulo: Escola Paulista de Medicina; 2001.

47-Chao JD, Memmel HC, Redding JF, Egan L, Odom LC, Casas LA. Reduction mammaplasty is a functional operation, improving quality of life in symptomatic women: A prospective, single-center breast reduction outcome study. Plast. Reconstr. Surg. 2002;110(7):1644-52.

48-Behmand RA, Tang DH, Smith DJ. Outcomes in breast reduction surgery. Annals of Plastic Surgery. 2000; 45(6):575-80.

49-Ching S, Thoma A, McCabe RE, Antony MM. Measuring outcomes in aesthetic surgery: a comprehensive review of the literature. 2003; 111(1):469-80.

50-Shakespeare V, Postle K. A qualitative study of patientes' views on the effects of breast-reduction surgery: a 2-year follow-up survey. Br. J. Plast. Surg. 1999;52:198-204.

51- Chadbourne EB, Zhang S, Gordon MJ, Ro EY, Ross SD, Schnur PL, et al. Clinical outcomes in reduction mammaplasty: a systematic review and meta-analysis of published studies. Mayo Clin Proc. 2001;76:503-10

52- Jong RH. Body mass index: risk predictor for cosmetic day surgery. Plast Reconstr Surg 2001; 108(2):556-61.

53-Mizgala CL, Mackenzie KM. Breast reduction outcome study. Annals of Plastic Surgery. 2000; 44(2):125-134

54-Brown AP, Hill C, Khan K. Outcome of reduction mammaplasty- a patients' perspective. Britsh Journal of Plastic Surgery. 2000;53:584-87

55-Klassen A, Jenkinson C, Fitzpatrick R Goodacre T. Patients' health related quality of life before and after aesthetic surgery. Britsh Journal of Plastic Surgery 1996;49:433-38.

56-Goin MK . Psychological reactions to surgery of the breast. Clin. Plast Sur.1982;9(3):273-9

57-Ribeiro SFM, Ferreira MC,Junior PT, Bonamichi GT.   Aspectos de personalidade e motivações de pacientes para mastoplastia. Rev. Hosp. Clin. Fac. Med. S. Paulo 1992;47(6):290-294.

58- Ferreira MC. Evaluation of results in aesthetic plastic surgery: preliminary observations on mammaplasty. Plast. Reconstr. Surg. 2000;106(7):1630-5.

59-Ribeiro SFM, Ferreira MC,Junior PT,Jacquemin A. Avaliação psicológica pré-operatoria de pacientes submetidas a ritidoplastia. Rev. Hosp. Clin. Fac. Med. S. Paulo 1995;50(supl):17-21.

60-Travesan YF, Landazuri H. Cirurgia plástica y psicologia. Estúdio de 1000 casos consecutivos. Cir Plast Ibero latino-amer. 1985; 9:229

ANEXO 01

Protocolo Pré-Operatório

Nome_____

R.G._____

Data da consulta   _____

Data de nascimento_____Sexo_____Idade_____

Estado civil_____Naturalidade_____Nacionalidade_____

n.º   de

filhos_____Raça_____Profissão_____

Escolaridade_____Procedência_____Religião_____

Peso: _____Altura: _____IMC:_____

Doenças:_____

Cirurgias:_____

Gestações:_____

Amamentação: Sim (   )   Não (   )   Parou há mais de 1

ano?_____

Respondido por_____

Preenchido

por_____

ANEXO 02.

FAMERP-FACULDADE DE MEDICINA DE SÃO JOSÉ DO RIO PRETO
AUTARQUIA ESTADUAL
TERMO DE CONSENTIMENTO LIVRE E ESCLARECIDO
(Obrigatório para Pesquisas Científica em Seres Humanos - Resolução n.º 196/96 - CNS)

I. Dados de Identificação do sujeito da pesquisa ou responsável legal

♦ Nome:

♦ Documento de identidade n.º   sexo:

♦ Endereço: n.º   apto:

   Bairro: Cidade: CEP:

   Telefone:

II. Dados sobre a pesquisa científica/pesquisador:

♦ Título do Projeto: Auto-estima e qualidade de vida em pacientes submetidas
   a mamoplastia redutora

• Pesquisador: ARNALDO ALMENDROS MELLO

• Cargo/Função: MÉDICO

• Endereço: RUA RIO MAMORÉ Nº 66 – JARDIM ACLIMAÇÃO   CEP:
   15091410

   Telefone: 227-8729 / 9771-3838

♦ Orientadora: Profª Drª Neide A Micelli Domingos

♦ CRP: 06/11064

♦ Endereço: Rua Luiz Edmundo Gallo,60. B Alto Rio Preto - CEP: 15020-060

- Telefone: 235-2615

- Instituição: FAMERP

- Endereço: Av.: Brigadeiro Faria Lima, 5416

- Bairro: São Pedro   CEP: 15090-000   Fone: (17) 3201-5000 / ramal: 215

III. Termo

A presente pesquisa tem por objetivo levantar as condições físicas e psicológicas pacientes que desejam submeter-se a cirurgia para redução mamaria. A coleta de dados será realizada por meio de dois questionários que serão aplicados individualmente antes e após a cirurgia. Os riscos são inexistentes no que concerne a aplicação do questionário, embora haja risco referente ao processo cirúrgico em si. Os benefícios se referem a determinar a importância do aspecto psicológico nas pessoas portadoras de macromastia, bem como os benefícios psíquicos e físicos que esta cirurgia pode proporcionar. Os resultados auxiliarão na elaboração de estratégias de intervenção e serão apresentados em eventos e publicações científicas, preservando-se a identidade dos sujeitos. Você poderá recusar-se a participar ou retirar seu consentimento a qualquer momento sem que isto lhe traga prejuízo.

IV. Consentimento pós-esclarecimento:

Declaro que, após ter sido convenientemente esclarecido pelo pesquisador, consinto em participar na amostragem do projeto de pesquisa em questão, por livre vontade sem que tenha sido submetido a qualquer tipo de pressão.

São José do Rio Preto, ___/___/___

_____   _____
Assinatura do participante   Assinatura do pesquisador

_____

Nota: este termo deverá ser elaborado em duas vias, ficando uma via em poder do paciente ou seu representante legal e outra com o pesquisador responsável pelo projeto.

Anexa 03 – escares abtidas das questianárias SF-36 e auta-estima Rasembeg

PPACIENTE	C.FUN 1	C.FUN 2	C.FUN 3	ASP.FIS 1	ASP.FIS 2	ASP.FIS 3	DOR 1	DOR 2	DOR 3	EST.GE 1	EST.GE 2	EST.GE 3	VITAL 1	VITAL 2	VITAL 3	ASP.SOC 1	ASP.SOC 2	ASP.SOC 3	ASP.EM 1	ASP.EM 2	ASP.EM 3	S.MENTAL 1	S.MENTAL 2	S.MENTAL 3	ROSE M 1	ROSE M 2	ROSE M 3
1	100	95	90	100	100	100	52	74	100	100	100	100	90	85	95	25	100	100	100	100	66	92	92	96	2	0	0
2	35	100	100	0	50	100	10	100	100	5	87	95	60	95	95	62,5	100	100	100	100	100	72	92	92	6	2	2
3	70	75	85	100	50	100	51	51	74	52	87	92	30	45	60	75	62,5	100	100	0	100	16	44	52	21	9	9
4	30	80	80	0	75	75	20	74	54	35	82	85	45	70	50	62,5	87,5	50	0	33	100	56	56	56	11	9	9
5	70	60	100	25	25	100	10	62	100	62	95	100	40	70	100	0	25	100	33	33	100	36	84	96	15	11	0
6	95	95	95	100	100	100	84	84	62	92	97	97	85	90	85	100	100	100	100	100	100	84	92	92	1	1	0
7	90	85	95	100	50	50	72	64	72	100	100	100	75	85	90	100	100	100	100	100	66	88	92	96	0	0	5
8	95	70	95	100	0	100	51	31	84	92	92	92	70	65	85	87,5	62,5	100	100	0	100	68	64	88	8	7	4
9	70	80	95	0	75	100	31	62	74	47	90	45	25	70	85	37,5	87,5	100	0	100	100	24	52	96	11	2	9
10	90	100	100	25	100	100	41	84	84	92	72	100	25	75	75	50	87,5	100	33	100	100	40	60	84	8	0	0
11	70	90	70	25	75	100	31	41	62	42	52	52	10	35	40	12,5	50	3	33	33	100	1	2	48	1	1	10

																		7,5				28		83			
12	70	75	80	75	25	100	32	41	41	67	72	67	55	60	70	50	37,5	50	66	0	66	68	68	72	3	3	5
13	55	80	90	100	100	100	74	74	84	57	100	100	75	100	95	75	100	100	100	100	100	60	100	92	9	0	1
14	85	95	100	100	100	100	42	100	100	87	100	100	50	95	95	50	87,5	100	0	100	100	48	96	92	10	0	0
15	85	90	80	100	100	100	84	62	100	80	80	80	65	45	60	100	62,5	62,5	100	100	100	64	52	64	11	15	11
16	100	70	90	100	75	100	100	41	74	82	87	72	60	50	65	100	75	87,5	100	100	100	56	56	64	9	10	7
17	100	35	95	100	0	100	41	22	100	62	47	77	60	35	70	50	50	87,5	33	0	33	64	56	76	13	13	12
18	55	100	100	25	50	100	41	41	100	100	100	72	70	95	90	50	100	100	0	100	100	76	88	88	4	2	0
19	90	100	100	50	100	100	74	100	100	77	97	100	85	95	100	87,5	100	100	66	100	100	68	88	80	7	0	0
20	85	70	90	100	0	25	62	41	51	67	87	92	65	80	90	87,5	100	87,5	100	0	0	56	88	64	6	4	7
21	60	85	95	100	100	100	22	100	100	32	97	82	25	100	100	50	100	100	66	66	100	12	96	88	16	4	7
22	100	70	80	100	0	25	84	41	52	87	82	72	90	50	50	100	50	50	100	0	0	96	48	44	2	10	11
23	60	100	100	0	100	100	31	84	100	67	95	100	40	90	100	25	100	100	0	66	100	28	100	96	11	10	0
24	85	95	100	75	100	100	51	100	84	52	72	77	80	85	85	62,5	100	75	33	100	100	56	76	88	15	9	7
25	25	30	95	0	25	100	41	100	100	70	95	100	80	90	85	50	100	87,5	0	66	100	60	60	52	8	1	2
26	60	80	95	100	100	100	71	74	100	57	95	72	80	85	85	87,5	100	100	100	100	100	100	100	100	10	10	10
27	30	85	100	25	25	100	62	100	100	42	87	90	15	85	80	26,25	62,5	75	0	66	100	20	72	84	22	7	5
28	85	95	100	100	100	100	41	100	74	87	97	77	50	60	65	100	100	100	100	100	100	58		80	7	1	11

																	00			2	8			1	
29	100	100	100	100	0	100	51	74	52	72	62	67	80	80	90	100	87,5	87,5	100	0	100	84	72	80	8	1	7
30	90	60	100	25	0	100	84	31	100	77	52	90	80	60	70	100	50	1000	33	0	100	76	36	92	9	8	10

SF-36	ESCORE

INSTRUÇÊS: Esta pesquisa questiona você sobre sua saúde. Estas informações nos manterão informados de como você se sente e quão bem você é capaz de fazer atividades de vida diária. Responda cada questão marcando a resposta como indicado:

1. Em geral, você diria que sua saúde é:

(circule uma)

Excelente.. 1

Muito boa.. 2

Boa... 3

Ruim.. 4

Muito ruim.. 5

2. Comparada há um ano atrás, como você classificaria sua saúde em geral, agora ?

(circule uma)

Muito melhor agora do que há um ano atrás.. 1

Um pouco melhor agora do que há um ano atrás.. 2

Quase a mesma coisa do que há um ano atrás.. 3

Um pouco pior agora do que há um ano atrás.. 4

Muito pior agora do que há um ano atrás.. 5

3.Os seguintes itens são sobre atividades que você poderia fazer atualmente durante um dia comum. Devido à sua saúde, você tem dificuldades para fazer essas atividades? Neste caso, quanto ?

(circule um número em cada linha)

Atividades	Sim. Dificulta muito	Sim. Dificulta pouco	Não. Não dificulta de modo algum
A) Atividades vigorosas, que exigem muito esforço, tais como correr, levantar objetos pesados, participar de esportes árduos	1	2	3
B) Atividades moderadas, tais como mover uma mesa, passar aspirador de pó, jogar bola, varrer casa	1	2	3
C) Levantar ou carregar mantimentos	1	2	3
D) Subir vários lances de escada	1	2	3
E) Subir um lance de escadas	1	2	3
F) Curvar-se, ajoelhar-se ou dobrar-se	1	2	3
G) Andar mais de 1 Km	1	2	3
H) Andar vários quarteirões	1	2	3
I) Andar um quarteirão	1	2	3
J) Tomar banho ou vestir-se	1	2	3

4. Durante as últimas 4 semanas, você teve algum dos seguintes problemas com o seu trabalho ou com alguma atividade diária regular, como conseqüência de sua saúde física?

(circule um número em cada linha)

	Sim	Não
A) Você diminui a quantidade de tempo que dedicava ao seu trabalho ou a outras atividades	1	2
B) Realizou menos tarefas do que gostaria ?	1	2
C) Esteve limitado no seu tipo de trabalho ou em outras atividades ?	1	2
D) Teve dificuldade para fazer seu trabalho ou outras atividades (p.ex.: necessitou de um esforço extra) ?	1	2

5. Durante as últimas 4 semanas, você teve algum dos seguintes problemas com o seu trabalho ou com outra atividade regular diária, como conseqüência de algum problema emocional (como sentir-se deprimido ou ansioso) ?

(circule um número em cada linha)

A) Você diminui a quantidade de tempo que se dedicava ao seu trabalho ou a outras atividades ?	1	2
B) Realizou menos tarefas do que gostaria ?	1	2
C) Não trabalhou ou não fez qualquer das atividades com tanto cuidado como geralmente faz ?	1	2

6. Durante as últimas 4 semanas, de que maneira sua saúde física ou problemas emocionais interferem nas suas atividades sociais normais, em relação à família, vizinhos, amigos ou em grupo ?

(circule uma)

De forma nenhuma..1
Ligeiramente.. 2
Moderadamente...3
Bastante...4
Extremamente... 5

7. Quanta dor no corpo você teve durante as últimas 4 semanas ?

(circule uma)

Nenhuma.. 1
Muito leve.. 2
Leve.. 3
Moderada... 4
Grave... 5
Muito grave.. 6

8. Durante as últimas 4 semanas, quanto a dor interferiu com seu trabalho normal (incluindo tanto trabalho fora ou dentro de casa) ?

(circule uma)

De maneira alguma...1
Um pouco... 2
Moderadamente... 3
Bastante.. 4
Extremamente...5

9. Estas questões são sobre como você se sente e como tudo tem acontecido com você durante as últimas 4 semanas. Para cada questão, por favor dê uma resposta que mais se aproxime da maneira como você se sente.

(circule um número para cada linha)

	Todo o tempo	A maior parte do tempo	Uma boa parte do tempo	Alguma parte do tempo	Uma pequena parte do tempo	Nunca
A) Quanto tempo você tem se sentido cheio de vigor, cheio de vontade, cheio de força ?	1	2	3	4	5	6
B) Quanto tempo você tem se sentido uma pessoa muito nervosa ?	1	2	3	4	5	6
C) Quanto tempo você tem se sentido tão deprimido que nada pode animá-lo?	1	2	3	4	5	6
D) Quanto tempo você tem se sentido calmo ou tranqüilo ?	1	2	3	4	5	6
E) Quanto tempo você tem se sentido com muita energia ?	1	2	3	4	5	6
F) Quanto tempo você tem se sentido desanimado e abatido ?	1	2	3	4	5	6
G) Quanto tempo você tem se sentido esgotado ?	1	2	3	4	5	6
H) Quanto tempo você tem se sentido uma pessoa feliz?	1	2	3	4	5	6
I) Quanto tempo você tem se sentido cansado ?	1	2	3	4	5	6

10. Durante as últimas 4 semanas, quanto do seu tempo a sua saúde física ou problemas emocionais interferiram em suas atividades sociais (como visitar amigos, parentes, ect...) ?

(circule uma)

Todo o tempo.. 1
A maior parte do tempo.. 2
Alguma parte do tempo... 3
Uma pequena parte do tempo.. 4
Nenhuma parte do tempo... 5

11. O quanto verdadeiro ou falso é cada uma das afirmações para você ?

	Definitivamente verdadeiro	A maioria das vezes	Não sei	A maioria das vezes	Definitivamente falsas
A) Eu costumo adoecer um pouco mais facilmente que as outras pessoas	1	2	3	4	5
B) Eu sou tão saudável quanto qualquer pessoa que eu conheço	1	2	3	4	5
C) Eu acho que a minha saúde vai piorar	1	2	3	4	5
D) Minha saúde é excelente	1	2	3	4	5

Anexa 05

Escala de auta-estima (Rasemberg)

Leia cuidadosamente cada questão e assinale a alternativa que melhor corresponde o que você pensa.

1) De uma forma geral (apesar de tudo) estou satisfeito (a) comigo mesmo (a)
a) concordo plenamente
b) concordo
c) discordo
d) discordo plenamente

2) As vezes, eu acho que não sirvo para nada (desqualificado (a) ou inferior em relação aos outros).
a) concordo plenamente
b) concordo
c) discordo
d) discordo plenamente

3) Eu sinto que eu tenho um tanto (um número) de boas qualidades.
a) concordo plenamente
b) concordo
c) discordo
d) discordo plenamente

4) Eu sou capaz de fazer coisas tão bem quanto à maioria das outras pessoas (desde que me ensinadas)
a) concordo plenamente
b) concordo
c) discordo
d) discordo plenamente

5) Não sinto satisfação nas coisas que realizei. Eu sinto que não tenho muito do que me orgulhar
a) concordo plenamente
b) concordo
c) discordo
d) discordo plenamente

6) Às vezes eu realmente me sinto inútil (incapaz de fazer as coisas)
a) concordo plenamente
b) concordo
c) discordo
d) discordo plenamente

7) Eu sinto que sou uma pessoa de valor, pelo menos num plano igual (num mesmo nível) às outras pessoas.
a) concordo plenamente
b) concordo
c) discordo
d) discordo plenamente
8) Não me dou o devido valor. Gostaria de ter mais respeito por mim mesmo(a)
a) concordo plenamente
b) concordo
c) discordo
d) discordo plenamente

9) Quase sempre eu estou inclinado (a) a achar que sou um(a) fracassado(a)
a) concordo plenamente
b) concordo
c) discordo
d) discordo plenamente

10) Eu Tenho uma atitude positiva (pensamentos, atos e sentimentos positivos) em relação a mim mesmo (a)
a) concordo plenamente
b) concordo
c) discordo
d) discordo plenamente

A pontuação é dada pela resposta de cada pergunta que pode ter um valor de 0 a 3 sendo que a melhor condição de auto-estima é a questão que se pontua com zero e a pior a pontuada com 3. Com isto na somatória de todas as questões podemos variar de zero, para melhor condição de auto-estima até 30 para a pior condição.

Lista de abreviaturas

Aesth Plast Surg   - Aesthetic Plastic Surgery

Ann Plast Surg.   – Annais of Plastic Surgery

Breth J Plast Surg   _ British Journal of Plastic Surgery

CEP   - Comitê de ètica em Pesquisa

Clin Plast Surg   -   Clinics in Plastic Surgery

Plast Rec Surg   - Plastic Reconstructive Surgery

Scandin J Plast Rec Surg   _ Scandinavian Journal of Plastic Reconstructive Surgery

SF-36   - The Medical Outcomes Study 36-item Short Form Health Survey"

 IMC   - Índice de massa corporea

DP   - Desvio Padrão

P.O.   – Pós-operatório

p   - Probabilidade de significancia

CAM - Complexo aureolo mamilar

SUMARIO

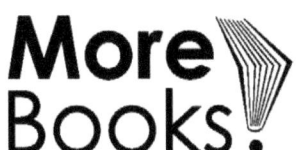
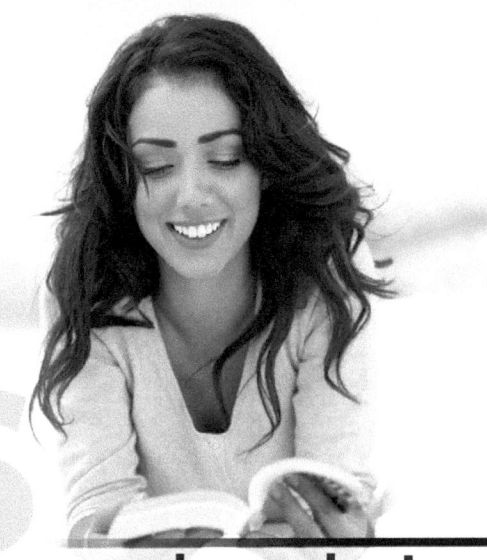
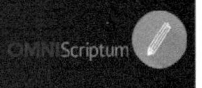

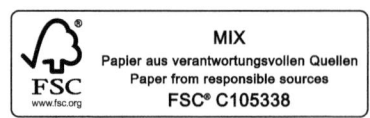

Printed by Books on Demand GmbH, Norderstedt / Germany